DE

LA MÉDICATION OPIACÉE

DANS

L'ANÉMIE CÉRÉBRALE

DUE AUX AFFECTIONS DU CŒUR

(INSUFFISANCE ET RÉTRÉCISSEMENT AORTIQUE)

APPLICATIONS AU TRAITEMENT DES ANÉMIES EN GÉNÉRAL

PAR

Henri HUCHARD

Ancien Interne en médecine des hôpitaux de Paris,
Lauréat de la Société médicale d'Observation, de la Faculté
et de l'Académie de médecine,
Membre correspondant de la Société anatomique de Paris,
de la Société de médecine de Varsovie,
Secrétaire de la Société clinique de Paris,
Chevalier de la Légion d'honneur.

PARIS

G. MASSON, ÉDITEUR

LIBRAIRE DE L'ACADÉMIE DE MÉDECINE
10, rue Hautefeuille.

1876

Te 81

DE

LA MÉDICATION OPIACÉE

DANS

L'ANÉMIE CÉRÉBRALE

DUE AUX AFFECTIONS DU CŒUR

(INSUFFISANCE ET RÉTRÉCISSEMENT AORTIQUE)

APPLICATIONS AU TRAITEMENT DES ANÉMIES EN GÉNÉRAL

PAR

Henri HUCHARD

Ancien Interne en médecine des hôpitaux de Paris,
Lauréat de la Société médicale d'Observation, de la Faculté
et de l'Académie de médecine,
Membre correspondant de la Société anatomique de Paris,
de la Société de médecine de Varsovie,
Secrétaire de la Société clinique de Paris,
Chevalier de la Légion d'honneur.

PARIS

G. MASSON, ÉDITEUR

LIBRAIRE DE L'ACADÉMIE DE MÉDECINE
10, rue Hautefeuille.

1876

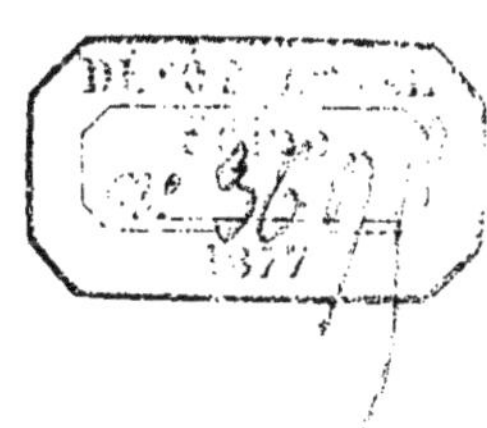

DU MÊME AUTEUR

1° **De l'emploi de l'éponge préparée dans les maladies utérines** (Mémoire couronné par la Société médicale d'Observation, *prix Louis*, 1869).

2° **Des complications cardiaques dans la variole et notamment de la myocardite varioleuse**, en collaboration avec le Dr DESNOS, médecin des hôpitaux de Paris (couronné par la Faculté de médecine de Paris; *prix Chateauvillard*, 1872). Paris, A. Delahaye. — Prix............ 1 fr. 50

3° **Contribution à l'étude de la dysménorrhée membraneuse**, en collaboration avec M. le Dr LAGRAVE, ancien interne des hôpitaux (Récompensé par l'Académie de médecine, *prix Godard*, 1873). Paris, A. Asselin. — Prix.. 3 fr.

4° **Etude sur les causes de la mort dans la variole** (Médaille d'argent de la Faculté de médecine, 1873). Paris, A. Delahaye. — Prix..... 2 fr.

5° **De la fièvre et des bains froids ou du traitement de la fièvre par la méthode réfrigérante**. Paris, H. Rey, 1873. — *Epuisé*.

6° **Quelques considérations sur certaines formes de néphrite latente.** (*Union médicale*, 1874, 3e série, tom. XIX.)

7° **Considérations cliniques sur la pneumonie du sommet.** (*Union médicale*, 1875, 3e série, tom. XIX.)

8° **Du rhumatisme secondaire et en particulier des arthropathies génitales**. (*Union médicale*, 1875.)

SOUS PRESSE

Traité des névroses (névropathies, maladies nerveuses, etc.), par M. le professeur AXENFELD; 2e édition, par M. Henri HUCHARD. (Paris, 1877, chez Germer-Baillière.)

DE

LA MÉDICATION OPIACÉE

DANS

L'ANÉMIE CÉRÉBRALE

DUE AUX AFFECTIONS DU CŒUR

(INSUFFISANCE ET RÉTRÉCISSEMENT AORTIQUE)

APPLICATIONS AU TRAITEMENT DES ANÉMIES EN GÉNÉRAL

Dans les premiers jours du mois d'août 1876, je fus appelé inopinément, en l'absence de son médecin ordinaire, à me rendre auprès de M. X..., âgé de 68 ans, qui, parvenu à la période ultime d'une maladie du cœur, souffrait cruellement d'une suffocation considérable. A mon arrivée, je trouvai le malade assis sur son lit, en proie à la dyspnée la plus intense, qui, d'une voix haletante et entrecoupée, me demandait un peu de sommeil et surtout un peu de respiration. La physionomie exprimait l'angoisse, l'anxiété la plus profonde; la face était d'une pâleur très-marquée, et les mouvements presque convulsifs des ailes du nez ainsi que les contractions violentes des muscles sterno-mastoïdiens, la fréquence des mouvements respiratoires ainsi que les désordres de la circulation, présentaient un tableau assez exact d'une attaque d'asystolie. La peau du visage se couvrait de temps en temps d'une sueur froide, les extrémités étaient également algides, les membres inférieurs infiltrés jusqu'aux genoux, le cou sillonné par des veines bleuâtres et pleines de sang était animé de battements artériels violents, désordonnés; l'artère radiale était dure au toucher, flexueuse; le pouls était vibrant et bondissant, caractère qui augmentait encore par l'élévation du bras : mais les pulsations étaient irrégulières, intermittentes, quelques-unes étaient même faibles. — Au cœur, le désordre le plus complet : des battements désordonnés, tumultueux, irréguliers, inégaux, au milieu desquels l'auscultation pratiquée avec la plus grande peine ne parvenait pas à faire distinguer le moindre bruit anormal à cause de l'état d'orthopnée dans lequel était plongé le malade, et aussi de l'abondance des râles qu'on entendait dans la poitrine. Du reste, les éléments du diagnostic étaient posés : le malade était un cardiaque, et un cardiaque arrivé à la période de l'asystolie ; et son état me paraissait d'autant plus grave que cette asystolie est plus rare, comme on le sait, dans la maladie de Corrigan.

Que faire en présence de ces accidents si graves ? Une application de ventouses, bien indiquée sans doute, aurait pris trop de temps ; l'administration de médicaments par la voie gastrique n'aurait pas agi avec assez de rapidité sur un malade qui étouffait. Il fallait donc aviser à un traitement plus prompt et plus énergique. C'est alors que me rappelant les bons effets des injections de morphine dans le traitement de la dyspnée et des accès d'asthme, me rappelant aussi plusieurs mémoires sur ce sujet et un cas que j'avais observé pendant mon internat et qui avait beaucoup frappé mon attention, j'eus l'idée de pratiquer une injection sous-cutanée de morphine. Elle fut faite avec 2 centigrammes environ de substance active et j'attendis. Peu à peu, au bout de dix minutes environ, je vis la face s'animer légèrement et prendre un léger coloris, les pupilles qui étaient dilatées se contracter d'une façon notable, les inspirations devenir aussi moins précipitées, l'état d'angoisse et d'orthopnée diminuer très manifestement. J'interrogeai le malade, qui m'accusa un certain bien-être, mais surtout une facilité plus grande pour respirer. Je le quittai alors, non sans faire part, nonobstant cette petite amélioration. de mes vives inquiétudes sur la gravité d'un tel état

Le lendemain, je revins de bonne heure, et quel ne fut pas mon étonnement de voir M. X… assis tranquillement dans son lit, mais cette fois avec une respiration beaucoup moins fréquente et moins anxieuse, m'accueillant avec le sourire aux lèvres et me serrant avec effusion la main pour me remercier non-seulement de « l'avoir fait dormir, mais surtout si bien *respirer* », ce qu'il n'avait pu faire depuis plus de quinze jours.

Je pus alors tout à loisir l'examiner et confirmer le diagnostic de la veille. Le pouls avait bien les caractères de l'insuffisance aortique, et l'auscultation du cœur révélait cette fois à la base la présence d'un bruit de souffle peu marqué il est vrai, mais tout à fait caractéristique, bruit de souffle doux, aspiratif, s'entendant au second temps. De plus,

— 5 —

on entendait parfois quelques froissements péricardiaques qui permet-
taient d'admettre aussi l'existence d'une légère péricardite sèche, mais
sur aucun point de la région précordiale la pression ne réveillait de
douleur. La matité cardiaque était très-notablement augmentée dans
ses diamètres vertical et horizontal, et le choc du cœur se faisait
sentir environ dans le 6ᵉ espace intercostal. L'artère crurale ne fut
pas auscultée à cause du léger état d'infiltration des cuisses. Dans
tous les cas, l'examen de l'artère radiale confirmait les données for-
cément un peu incomplètes de la veille; il démontrait un état athé-
romateux des plus accusés du système artériel, quoique le malade ne fût ni alcoolique, ni buveur, et que nous ne pussions trou-
ver comme cause de cette athéromasie si prononcée, qu'un âge peu
avancé. A l'auscultation de la poitrine, râles nombreux, ronflants, mais
surtout sous-crépitants et prédominant aux bases. Le foie était un
peu douloureux à la pression, débordant les fausses côtes d'un bon
travers de doigt.

Telle était donc la situation : le malade respirait beaucoup mieux,
la nuit avait été la meilleure de toutes celles qu'il avait passées
depuis plusieurs semaines, et M. X... réclamait énergiquement pour
le soir, l'usage du même traitement. Je lui fis appliquer un vésica-
toire en avant du cœur, et revins faire le soir pendant six jours une
injection de morphine de 1 centigramme. Le résultat fut toujours le
même, et le malade semblait presque renaître tous les matins. Mais
le sixième jour, me défiant moi-même d'un enthousiasme précipité,
et d'un succès aussi inespéré, je voulus faire une contre-expérience
et priai M. X... de se passer, pour cette fois, de son injection; il finit par
accéder à mon désir, non sans difficulté; mais pendant la nuit, les
mêmes accidents se reproduisirent; à la dyspnée se joignirent des
étourdissements, des vertiges, et lorsque je revins le lendemain, la
figure qui, tous les jours précédents, s'était colorée pour ainsi dire à
chaque injection de morphine, avait repris subitement cette pâleur
qui m'avait beaucoup frappé à ma première visite, et qui m'avait
même permis, une maladie de cœur étant donnée, de diagnostiquer
de visu une affection aortique.

Les injections de morphine furent continuées religieusement pendant trois mois et demi; M. X... partit vers le milieu de septembre
pour la campagne où j'allai le voir de temps en temps; il prenait
alors du vin diurétique de Trousseau, du lait à la dose d'un litre à
un litre et demi, quelques purgatifs, parmi lesquels l'eau d'Hunyadi-
Janos et le calomel; il se soumit aussi à quelques préparations de noix
vomique pour réveiller un appétit languissant, d'arsenic dont il avait
fait usage autrefois contre un eczéma et qui lui avait toujours bien

réussi. Je dois ajouter aussi que je lui avais ordonné du bromure de potassium qui, d'après moi, devait diminuer l'état congestif probable des centres nerveux, en dépit même des avertissements du malade qui m'affirmait avoir remarqué chez lui, non-seulement l'inefficacité mais aussi la nocuité de ce médicament. Or, à chaque fois qu'il en prit, à la dose de 2 à 3 grammes, je vis moi-même que la dyspnée augmentait, que l'insomnie était plus difficile à vaincre, que la face se couvrait d'une pâleur encore plus accentuée, et que diverses sensations vertigineuses se manifestaient, tous symptômes que le malade disait du reste avoir très-certainement éprouvés, même à un plus haut degré, alors qu'il n'était pas soumis aux injections de morphine. J'insiste, et à dessein, sur tous ces faits.

Enfin, voulant encore m'assurer de l'efficacité réelle de ces injections, je donnai le conseil d'en faire une, à l'insu du malade, avec de l'eau simple. Or, encore une fois, les mêmes accidents dyspnéiques se reproduisirent, et la détresse respiratoire devint excessive, l'insomnie fut absolue, l'agitation très-grande, au point que le lendemain matin, on fut obligé de pratiquer une injection de morphine.

Vers la fin d'octobre, M. X... revint à Paris, se confiant de nouveau, pendant une absence de trois semaines que je fus obligé de faire, aux soins si intelligents de son excellent médecin et ami dévoué que j'avais l'honneur de remplacer. Sa position était devenue plus grave et désespérée, l'hydropisie gagnant de proche en proche envahissait la région lombaire, les parois abdominales, la cavité péritonéale, sans que les urines eussent jamais présenté de l'albumine, et le malade mourut le 20 novembre après avoir réclamé la veille encore une injection de 3 centigrammes de morphine.

Ainsi donc, voilà un homme atteint d'une maladie du cœur à sa dernière période, dont la vie était sérieusement menacée par ces accès de suffocation et de dyspnée qui avaient acquis une intensité extrême et chez lequel ce danger de mort a été tous les jours arrêté pour ainsi dire, par les injections de morphine.

Grâce à elles, la vie a pu être conservée pendant plus de trois mois au milieu de ces péripéties parfois si tristes et si émouvantes des affections du cœur tombées dans la période d'asthénie cardio-vasculaire. Dans cet espace de temps, la contre-expérience fut faite plusieurs fois encore, mais on ne parvint jamais à tromper le malade qui se plaignait bien vite de ne pas ressentir le « bien-être » de ses injections.

Cette observation, fût-elle seule, nous semble des plus concluantes, parce qu'elle s'est pour ainsi dire répétée tous les jours pendant plus de trois mois, et que, durant ce temps, les mêmes faits se sont invariablement reproduits sous nos yeux.

Ce cas observé très-attentivement, je puis le dire, prouve également que les accès de dyspnée doivent avoir une origine nerveuse, puisque les mêmes lésions secondaires du côté du poumon persistaient toujours dans l'intervalle de ces accès, et même augmentaient avec les progrès de la maladie elle-même. Nous aurons à expliquer plus loin par quel mécanisme, selon nous, la morphine a pu agir pour diminuer les accès d'orthopnée ; nous voulons auparavant rappeler très-brièvement un fait qui nous avait frappé, il y a quelques années.

OBSERVATION II. — Pendant que j'avais l'honneur d'être l'interne de mon savant et affectionné maître, M. Desnos, à l'hôpital Lariboisière, je vis à la visite du soir un nouveau malade atteint d'une dyspnée considérable, sans aucun symptôme qui dénotât l'existence d'une angine de poitrine, comme dans le cas précédent du reste. Depuis plus de trois semaines, le pauvre patient était privé de sommeil, la respiration était laborieuse, et au milieu d'inspirations précipitées, assez brèves, on en remarquait quelques-unes plus profondes et plus lentes. La face était pâle, exprimait la souffrance, l'anxiété, le malade se plaignait de douleurs vagues dans la tête, de vertiges fréquents ; il avait déjà eu quelques lipothymies. Le cœur et le pouls radial présentaient tous les caractères d'une insuffisance aortique, mais le premier bruit du cœur n'était pas net, il était aussi très-manifestement soufflant. Pas d'infiltration des membres inférieurs.

Je lui fis alors une injection de 15 milligrammes de chlorhydrate de morphine ; et, quand au bout d'une demi-heure, je repassai près de lui, je fus très-étonné de le voir respirer presque à l'aise ; sa figure était légèrement colorée ; en même temps la douleur de tête, les sensations vertigineuses avaient totalement disparu. Les jours suivants, les mêmes injections furent pratiquées, et le malade n'éprouvant plus ni les vertiges, ni les lipothymies, ni les accès de dyspnée qui étaient les seules causes de ses inquiétudes légitimes et pour lesquels il avait demandé son admission à l'hôpital, réclama son exeat au bout d'une dizaine de jours.

Les travaux que nous avons consultés ne s'occupent pas sans doute d'une façon aussi exclusive de l'application de ces injections de morphine au traitement de certaines affections du cœur. Cependant, il est juste de dire que, dans un mémoire des plus remarquables, à plus d'un titre, paru dans le *Journal de thérapeutique*, en 1875, le docteur Vibert (du Puy) a cité quelques observations fort intéressantes que nous croyons utile de résumer.

Observation III. — Un jeune homme de 23 ans souffrait d'une affection du cœur, se traduisant à l'oreille par un bruit de râpe au premier temps et un peu d'essoufflement. Après une seconde attaque de rhumatisme, qui atteignit toutes les articulations, la plèvre, le péricarde et l'endocarde, le malade devint faible, pâle, anémique ; il y avait un peu d'anasarque et on pouvait considérer ce jeune homme comme entré dans cette période cachectique des maladies du cœur dont les malades ne se relèvent plus. Cet état persistait depuis trois mois, quand il fut pris, dans l'après-midi, de violents frissons et d'une oppression considérable, dont M. Vibert trace ainsi le tableau :

« Le malade était assis sur son lit, adossé à des oreillers, et ne pouvait soutenir sa tête qui retombait sur les bras des personnes qui le soutenaient ; il était pâle, livide, la face était froide et couverte de gouttes de sueur ; il avait les yeux hagards, *les pupilles largement dilatées*, en un mot, il suffoquait et me suppliait, à mots entrecoupés, de l'achever.

« Le pouls était très-irrégulier ; à l'auscultation, je ne pus démêler les temps du cœur ; du côté des poumons, je retrouvai les bruits de souffle dus aux épanchements s'élevant jusqu'au milieu du thorax ; à la partie supérieure du thorax, des points obscurs, entremêlés de râles sibilants et muqueux. Il y avait de l'infiltration, de la bouffissure partout, mais surtout au ventre et aux membres inférieurs.... »

M. Vibert pratiqua une injection de 15 milligrammes. Au bout de 20 minutes, l'agitation parut se calmer, le malade éprouva un léger soulagement de chaleur générale. Une nouvelle injection fut pratiquée, puis d'autres encore dans la journée suivante, et le surlendemain le malade respirait plus librement qu'avant sa crise. Trois mois plus tard, l'amélioration s'était encore plus accentuée, les forces étaient revenues, et il ne restait plus qu'un peu d'essoufflement à la montée.

Observation IV. — Il s'agit d'un homme de 57 ans, atteint d'insuffisance aortique, et qui fut pris d'un violent accès d'oppression avec sentiment de défaillance. Cet état persista pendant trois heures, puis fut suivi d'un violent mal de tête. Quelques jours après, la même crise reparut, qui fut heureusement combattue par une injection de 1 centigramme de morphine.

M. Vibert oppose, avec raison, ce fait à celui d'une mort subite qui était survenue malgré l'injection sous-cutanée ; et, quoique cette mort soit le résultat exclusif de la maladie, il pense qu'il est bon d'être plus réservé dans l'emploi de ce moyen chez les sujets atteints d'insuffisance aortique, « en raison de leur disposition à mourir subitement, car on ne manquerait pas d'en accuser le traitement. » Nous pensons pouvoir démontrer, qu'au contraire, les injections de morphine sont particulièrement indiquées dans l'insuffisance des valvules de l'aorte.

Dans un travail intéressant, publié par notre excellent collègue et ami Al. Renault, en 1874 (1), nous trouvons une seule observation où la morphine ait été injectée contre une dyspnée symptomatique d'une affection du cœur. Il s'agissait d'un homme âgé de 37 ans, et qui présentait une double lésion à l'orifice mitral et à l'orifice aortique (rétrécissement et insuffisance mitrale, rétrécissement aortique). Dans ce cas, il est dit que la cause la plus légère provoquait et exagérait la dyspnée. Pendant plusieurs jours, des injections de morphine parvinrent à modérer de violents accès d'oppression.

Enfin, quelques années auparavant, M. Lévy, de Venise, rapportant les bons effets qu'il a retirés des injections de morphine dans les accès d'asthme essentiel, cite plusieurs observations où l'on voit des accès d'asthme cardiaque comme *coupés* par une injection (2).

II.

Nous avons voulu réunir quelques observations éparses dans la science, pour prouver que les bons effets des injections de morphine, dans les affections aortiques, sont cités par les auteurs qui n'avaient même pas en vue dans leurs travaux ce côté exclusif de la question. Maintenant que les faits nous ont donné raison, il s'agit de les interpréter, de les expliquer. Nous allons tâcher de le faire, tout en avouant que nous ne tenons pas aux théories, surtout sur un sujet aussi difficile que celui que nous abordons.

Que voyons-nous dans toutes nos observations ? Des malades atteints d'affections aortiques, présentant pour la plupart les symptômes de l'anémie cérébrale caractérisés par des vertiges, des bourdonnements et des tintements d'oreille, une tendance aux étourdissements, de la céphalalgie, presque toujours par la pâleur de la face, parfois par la dilatation de la pupille. Or, l'ischémie cérébrale est un accident fréquent des lésions aortiques et surtout de l'insuffisance de l'aorte, elle donne lieu à tous les symptômes que nous

(1) *Influence des injections sous-cutanées de chlorhydrate de morphine contre la dyspnée* (in *Un. médicale*, 1874).

(2) Analyse dans *la Soc. de méd. de Strasbourg*, 1863.

venons d'énumérer; nous ne serions même pas éloigné de croire que
ces crises gastralgiques, ces dyspepsies si tenaces et si douloureuses
qui ont été signalées plus particulièrement dans cette affection par
un auteur anglais (1), Leared, ainsi que certains accès de dyspnée,
qui surviennent également dans la même lésion. d'orifice, ont pour
cause cette anémie cérébrale qui, envahissant ainsi les cellules d'o-
rigine du nerf pneumogastrique, peut agir en produisant des accidents plus ou moins graves dans les organes où ce nerf se distribue.
En un mot, l'ischémie encéphalique crée un danger continuel de mort
subite pour l'individu atteint d'insuffisance aortique, surtout lorsque
cette ischémie gagne le bulbe; elle s'annonce pendant la vie par des
symptômes bien connus et surtout par les vertiges, les étourdissements, les menaces de syncope; elle s'affirme après la mort par la va-
cuité des cavités cardiaques. Sans doute, ainsi que le font remarquer
MM. Potain et Rendu (2), on n'observe pas ordinairement de vomissements, phénomène bulbaire par excellence, dans les cas terminés
par la mort subite; mais nous pensons que l'on peut répondre à
cette objection que les vertiges, les étourdissements ne sont pas non
plus des symptômes bulbaires, qu'ils relèvent principalement de
l'ischémie des lobes cérébraux, et que si les accidents qui accusent
une anémie de la moelle allongée apparaissent tardivement, c'est
que cette partie des centres nerveux serait douée, ainsi que M. Vul-
pian l'a démontré, d'une aptitude spéciale à tolérer la suspension de
la circulation sanguine.

Cette question a une très-grande importance ; car, s'il est prouvé
que l'anémie cérébrale constitue un danger dans l'insuffisance aortique, il est évident que tous les efforts thérapeutiques devront être
dirigés contre cet accident.

Dans tous les cas, il nous est permis de nous prononcer en vertu de
cet adage : *naturam morborum ostendunt curationes ;* car dans les
faits que nous avons observés, il existait des symptômes indubitables
d'anémie cérébrale, et les injections de morphine n'ont agi que par la
propriété bien connue de l'opium, de congestionner le cerveau ; il semble donc pour ainsi dire que chaque injection de morphine réalisait
une véritable injection de sang dans ce centre nerveux. Sans doute,
on peut nous objecter que nous nous appuyons sur un fait qui
ne serait pas encore démontré pour un certain nombre d'auteurs,

(1) *A disguised disease of the heart,* in *Med. Times and Gazette,* 1867, p. 605.
Voyez aussi *Des accidents nerveux de l'insuffisance aortique,* par Fabre. (*Gaz. des
hôp.,* 1872, nᵒ 35.) — Du même auteur : *De l'anémie par affection cardiaque* (in *Gaz.
des hôp.,* nᵒˢ des 30 nov. et 5 décembre 1876.)
(2) Art. Cœur du *Dict. encyclopédique,* p. 565.

sur les propriétés congestionnantes de l'opium ; puisque, d'après
Albert (1), Ekker (2), cette substance agirait, non pas en produisant
un excès de vascularisation, mais au contraire une anémie du cerveau ; puisque, d'une autre part, on a pu souvent observer la diminution de certains phénomènes cérébraux d'ordre congestif à la suite
de l'administration des préparations opiacées, comme, par exemple,
dans la méningite cérébro-spinale épidémique. Mais d'autres faits
beaucoup plus importants nous prouveront que la première théorie
est la vraie. Il nous suffira pour le moment de rappeler en quels
termes s'exprimait M. Gubler dans une note lue en 1858 à la Société
médicale des hôpitaux : « Porté dans la circulation, l'opium détermine une excitation particulière, donne de la plénitude au pouls,
élève la température, augmente l'injection des téguments et pousse
à la diaphorèse. Le visage s'enlumine, les yeux deviennent brillants
et comme humides, les pupilles punctiformes, la peau s'humecte ou
même se couvre d'une abondante sueur, puis le sommeil s'empare
du sujet. — Tous ces phénomènes sont des phénomènes de congestion, et l'opium semble produire dans tout l'organisme ce que produit dans la face la section du cordon cervical du grand sympa-
thique. »

Pour l'éminent professeur de thérapeutique, le sommeil n'est pas
dû à un état anémique (Hammond, Durham), mais bien plutôt à un
état congestif du cerveau ; aussi le narcotisme thébaïque s'accompa-
gne-t-il à peu près des mêmes effets que le sommeil physiologique :
dans les deux cas, même rétrécissement de la pupille, même injection des conjonctives et des vaisseaux radiés du pourtour de la cor-
née, etc. Il résulte donc de cette action congestive de l'opium, laquelle
pour nous est parfaitement démontrée, que dans tous les cas d'anémie cérébrale, et surtout dans ceux qui appartiennent à une insuffisance aortique, les préparations morphinées sont parfaitement indiquées ; mais il est bien certain que la maladie de Corrigan n'expose
pas toujours à ces accidents graves de l'ischémie bulbaire, et que
ceux-ci surviennent surtout chez les individus dont les artères sont
athéromateuses, cause de ralentissement du sang (3).

(1) *Das Opium... nach ihren phys-Wirkung* in *Arch. f. path. An.*, Bd. XXV, 1863,
n° 225.

(2) Cité par M. G. Sée dans son article Asthme du *Dict. de méd. et chir. prat.* Les
recherches d'Ekker sur des chiens et des chevaux narcotisés lui ont paru démont er
qu'il existe un degré assez marqué d'anémie cérébrale.

(3) Rappelons qu'Otto Weber a exprimé cette opinion en disant : Il faut que des
causes locales entrent en jeu toutes les fois qu'il doit y avoir une anémie locale, et l'on
conçoit difficilement que celle-ci puisse résulter seulement de la diminution de la force
d'impulsion du cœur (cité dans thèse de Bachelet sur *l'ischémie cérébrale*, 1868).

Quoi qu'il en soit, les théories en médecine passent souvent, tandis que les faits restent. Rappelons-nous seulement que notre premier malade était atteint d'insuffisance aortique ; que comme tel, il avait éprouvé des accidents dus vraisemblablement à l'anémie cérébrale; que, sous l'influence des injections de morphine, la face, de pàle qu'elle était, se colorait progressivement; que l'insomnie, la dyspnée disparaissaient. Cette médication journellement employée, amenait presque une résurrection quotidienne, et la marche toujours envahissante de la maladie avait subi un tel arrêt que le fils de M. X..., un peu versé dans les études médicales, me disait ces paroles caractéristiques que je n'hésite pas à reproduire : « Jusqu'au jour où les injections morphinées ont été pratiquées, j'ai reconnu dans la maladie de mon père, tous les symptômes d'une affection du cœur; mais à partir du jour où la morphine a été employée, la scène a complétement changé, on eût dit qu'une autre maladie moins grave commençait. »

En résumé l'opium, en congestionnant le cerveau, écartait chaque jour les dangers de l'anémie cérébrale, et nous pensons que ce médicament est indiqué dans tous les cas où le cœur atteint de dégénérescence graisseuse, par exemple, n'a plus assez de force pour envoyer en quantité suffisante le liquide sanguin vers les centres nerveux, comme nous le voyons dans un cas rapporté par M. Rotureau : il s'agissait d'un homme âgé de 72 ans qui, atteint de dégénérescence graisseuse du cœur, n'avait que 16 à 24 pulsations par minute, et qui mourut avec tous les symptômes d'une ischémie du cerveau (1).

Dans les affections mitrales qui s'accompagnent plus souvent d'un état congestif de tous les viscères, la théorie semble contre-indiquer l'emploi des opiacés, ou tout au moins des opiacés à haute dose. Il nous suffira, parce que nous n'avons pas sur ce point de données suffisantes pour nous prononcer, de rappeler que, dans son travail déjà cité, M. Vibert a fait la remarque « que les injections de morphine réussissent d'autant mieux que la peau est plus pàle et plus exsangue, et que dans un cas où la face était cyanosée, violacée, turgescente, les pupilles moyennement dilatées et les conjonctives très-congestionnées, la diminution de l'oppression et des autres accidents, sous l'influence de l'injection sous-cutanée, a été insignifiante, tandis qu'elle était toujours extrêmement marquée dans tous les cas où la peau présentait une *teinte blafarde, anémique et livide*. »

____

(1) Rotureau. — Observation de *maladie du cœur;* pulsations artérielles remarquablement lentes; ischémie cérébrale; éclampsie. Mort. (*Un. méd.*, n° 25, 1870.)

C'est même là ce qui expliquerait pourquoi l'opium agirait moins bien dans les affections mitrales accompagnées d'un état congestif de l'encéphale, pourquoi il est mal supporté par les enfants dont le cerveau se congestionne si facilement, pourquoi, loin de calmer une insomnie, il l'augmente chez les pléthoriques. Le choix des hypnotiques doit être, en résumé, subordonné à l'état même du malade ; et comme on l'a si bien dit : « La médication hypnotique n'existe pas ; il y a des médicaments qui, prenant un système nerveux en état de congestion, d'anémie, ou de simple excitation sensitive ou motrice, modifient ces conditions de façon à le rapprocher de la normale (1). »

III

Les injections de morphine et les préparations d'opium sont également indiquées dans les anémies cérébrales dues à d'autres causes qu'à des affections du cœur. A ce sujet, nous rappellerons le fait suivant :

OBSERVATION V. — Il y a quelques mois, je fus appelé pour arrêter une hémorrhagie utérine considérable qui durait depuis plusieurs jours et qui n'avait été modifiée par aucune médication (ergotine, digitale, sulfate de quinine, perchlorure de fer, tamponnement vaginal). A mon arrivée, je trouvai la femme exsangue, pâle, presque livide, pouvant à peine proférer une parole ; le sang s'échappait à flots du vagin, le pouls radial était nul, le pouls huméral à peine perceptible, une syncope de longue durée s'affirmait davantage ; il n'y avait donc pas de temps à perdre... Je pratiquai et fis pratiquer par des aides pendant plus de trois heures, la compression de l'aorte abdominale, qui agissait ainsi de deux façons : et en empêchant le sang d'affluer vers l'utérus, siége de l'hémorrhagie ; et en le forçant à circuler dans les parties supérieures du corps, et surtout dans le cerveau. En effet, sous cette influence, la peau du visage s'est immédiatement colorée, la malade fit quelques mouvements et le pouls radial revint progressivement ; puis une aide ayant mal pratiqué la compression, les mêmes accidents se reproduisirent, puis cessèrent dès que celle-ci fut bien faite. Or, cette femme avait perdu tellement de sang, les syncopes étaient si fréquentes, si prolongées, que l'on pouvait à bon droit craindre une issue funeste, due principalement à l'anémie cérébrale. Les jours suivants je fis pratiquer, deux heures durant, la compression de l'aorte abdominale et j'administrai l'opium à haute

_____

(1) Langlet, *Etude critique sur quelques points de la physiologie du sommeil.* Thèse de Paris, 1872.

dose. Dès lors, il ne survint plus que de légères lipothymies et la malade était complétement guérie au bout d'un mois.

Dans le traitement que j'instituai, j'étais guidé, je dois le dire, par un exemple très-intéressant observé par M. Gubler et rapporté dans la thèse d'un de ses élèves, M. Bordier (1). Il s'agissait d'un homme de 33 ans, atteint d'une cachexie palustre très-accusée : Les gencives étaient livides, les pupilles très-dilatées, la vue troublée, la marche gênée par des vertiges. Avant tout traitement, M. Gubler prescrivit une pilule d'extrait thébaïque de 0,025 chaque jour. Le lendemain la pupille était diminuée, et pour la première fois, le malade put marcher seul sans être étourdi ; le sommeil, disparu depuis longtemps, était revenu. Puis au bout de quelques jours après l'administration de toniques, il put quitter l'hôpital, très-amélioré.

OBSERVATION VI. — Tout dernièrement, il m'a été permis d'observer un fait absolument semblable à celui que j'ai rapporté plus haut. Il s'agissait d'une jeune femme de dix-sept ans qui fut prise, quinze jours environ après son accouchement, d'une métrorrhagie extrèmement abondante, contre laquelle tous les moyens employés avaient échoué en partie. Le perchlorure de fer à l'intérieur, le tamponnement vaginal n'avaient pu réussir à modérer l'hémorrhagie et la malade, déjà chlorotique auparavant, était devenue d'une faiblesse extrème ; la face présentait l'aspect de la vieille cire, les muqueuses étaient absolument décolorées, les syncopes, les lipothymies se reproduisaient à chaque instant, le pouls était petit, misérable, rapide, la peau chaude, il y avait une céphalalgie opiniâtre, du délire, un état vertigineux des plus accusés. M. Pierreson, qui lui donnait ses soins éclairés, justement préoccupé de la gravité extrême de cet état, fit part de ses appréhensions à la famille, et je vis la malade avec lui le 22 décembre 1876.

Alors l'anémie était arrivée à un tel point que la coloration tout à fait blanchâtre des muqueuses paraissait se confondre absolument avec celle de la surface cutanée, des flots de sang s'échappaient du vagin, le pouls était à peine perceptible, la faiblesse était extrème, et certes on pouvait s'attendre d'un moment à l'autre au dénoûment fatal. Nous convinmes tous deux de faire pratiquer pendant plusieurs heures, pendant toute la nuit même, par plusieurs personnes, la compression de l'aorte abdominale. C'était la première indication à remplir et elle eut un plein succès ; non-seulement la perte de sang s'arrêta complétement, mais peu à peu, au bout de quelques

____

(1) *Des nerfs vaso-moteurs*, Thèse de Paris, 1868.

heures seulement, le pouls prit un peu plus de force, devint moins
fréquent, le délire diminua et disparut. Mais la faiblesse était toujours
extrême, la malade était encore agitée, tourmentée par une céphalalgie violente, par des vertiges incessants et des menaces conti-
nuelles de syncope, etc. Il fut décidé que l'on pratiquerait tous les
jours une ou deux injections sous-cutanées de morphine, à la dose
d'un centigramme chaque fois. Dès la première injection, la malade
se sentit mieux, la céphalalgie, les vertiges diminuaient d'intensité,
et elle réclama dès le premier jour la continuation de cette médication qui lui procurait un bien-être inconnu jusqu'alors. Au bout
d'une semaine, elle était tout à fait hors de danger, et pour M. le
Dr Pierreson, qui lui continua ses bons soins et de qui je tiens tous
ces détails, il est indubitable que ce rétablissement si prompt et
presque inespéré, doit être attribué aux injections morphinées qu¹,
chaque fois, plongeaient la malade dans un calme profond et répara-
teur, et semblaient lui donner de nouvelles forces. Bientôt, après
quelques jours, elle put se lever sur son séant, elle ne ressentit plus
qu'un léger mal de tête, que quelques vertiges.... Mais, un soir que
l'injection ne fut pas pratiquée, les mêmes accidents se reproduisirent.

En ce moment, je le répète, elle marche rapidement vers la gué-
rison.

Est-ce ainsi, par cette action congestive sur le cerveau, que l'opium
peut agir, dans certaines anémies, à l'égal des meilleurs toniques?
Nous sommes tout disposé à le croire, acceptant en cela une opinion
si savamment formulée par M. le professeur Gubler.

Il y a déjà longtemps, à la fin du xviie siècle, l'illustre Sydenham,
parlant des vertus de l'opium, disait : Ce remède est si nécessaire à
la médecine qu'elle ne pourrait absolument s'en passer, et un médecin qui saurait le manier ferait des choses surprenantes; car ce serait
être peu instruit de la vertu de celui-ci, que de l'employer seulement pour procurer le sommeil, calmer la douleur et arrêter la
diarrhée; ce médicament peut encore servir dans d'autres cas. C'est
un *excellent cordial*.

Cette méthode de traitement n'a pas été tout à fait abandonnée,
et un accoucheur éminent, M. Ch. J. Campbell, dans ses mémoires
si intéressants sur *l'anesthésie obstétricale* (1), mémoires dont on ne
saurait trop louer l'esprit à la fois pratique et scientifique, rappelait
encore dernièrement la pratique de Hamilton, de Gooch qui, en 1817,

____

(1) Voyez *Journal de thérapeutique*, 1875.

dans ses leçons sur l'obstétrique, parlait déjà de « l'action restauratrice de l'opium donné à haute dose sur la circulation dans la syncope qui suit les hémorrhagies graves (1). »

La médication opiacée trouve encore son application dans les cas de syncope mortelle qui peuvent survenir pendant ou après l'opération de la thoracentèse, et dont la pathogénie a été si remarquablement exposée par M. Maurice Raynaud. Aussi, pour empêcher l'imminence de ces accidents formidables dus très-probablement à une anémie cérébrale d'ordre réflexe, on comprend parfaitement la raison qui a suggéré à M. Vibert l'idée ingénieuse de pratiquer, préalablement à la ponction de la poitrine, une injection de morphine, et d'opérer le malade dans une position aussi horizontale que possible.

Dans les cas déjà observés, sous l'influence de la morphine, les pupilles qui étaient dilatées se resserrent, la dyspnée, la sensation d'angoisse diminuent et les quintes de toux si pénibles qui tourmentent parfois tellement le malade après la thoracentèse, se calment et disparaissent.

IV.

Si les accès de toux, de dyspnée, si les accès d'asthme symptômatique et d'asthme essentiel sont si rapidement *jugulés*, pour ainsi dire, par des injections de morphine, n'était-il pas naturel de les employer dans la phthisie pulmonaire ? Or, l'effet que nous en avons retiré, n'a jamais trompé notre attente : de malheureux malades arrivés à la dernière période de la consomption, se sentent presque renaître sous cette bienfaisante influence, ils respirent mieux, tous-

(1) Robert Gooch. *A practical compendium of midwifery ; being the course of lectures on midwifery and on the diseases of women and infants.* London 1831.

Pour ne pas affaiblir le sens des paroles de Gooch, je donne un extrait du passage du livre qui a été mis si obligeamment à ma disposition par M. Ch. J. Campbell : But of all the remedies for the relief of the most alarming symptoms which ensue from loss of blood, laudanum is the best. Dr Hamilton, of Edinburgh, whose judgment in this department of practice is equal to his great experience, in a case of the kind here alluded to, would recommend even a hundred drops a laudanum, or, if this is rejected by vomiting, five grains of opium in powder with aromatic confection. All these means of restoring the circulation require to be repeated as often as may be indicated by the degree of their success, or by the state of the patient. The circulation being fairly restored, the same remedies should he given at longer intervals, and in lesser doses, to sustain the circulation, wich may otherwise again fail. If you withdraw opium suddenly, the constitution may as suddendy sink ; therefore withdraw it gradually, by diminishing the dose, and the frequency of administering it. After the circulation is again fairly established, much care and attention will still be required to preserve its proper equilibrium, lest violent reaction should take place in any important organ ; for this reason an unstimulating diet must now be enjoined, and aperients directed as occasion may require (pages 176 et 177).

sent moins, ils voient souvent leur diarrhée s'arrêter, les vomissements se calmer (1). Sans aucun doute, la dyspnée, dans ces cas,
s'explique trop bien par les délabrements considérables du poumon,
et par la soustraction d'une partie considérable de cet organe à la
fonction de l'hématose ; sans doute encore, les vomissements surviennent sous une influence mécanique ou par le fait même de la
cachexie, et nous ne voudrions pas trop abuser de l'anémie cérébrale.
Mais, dans certains cas, ces vomissements se produisent en dehors
des accès de toux, ils arrivent sans avoir été précédés de nausées ;
la dyspnée, l'angoisse respiratoire augmentent comme par accès, la
toux ne laisse pas de trêve au pauvre malade, et nous avons cru remarquer que souvent ces accidents coïncidaient avec une pâleur de
la face plus grande, avec la dilatation très-prononcée des pupilles,
avec l'existence de vertiges, de bourdonnements d'oreille, de lipothymies, etc. Aussi, nous appuyant sur tous ces faits, sur cette dilatation
pupillaire si bien observée par M. Vibert. nous avons pratiqué des injections sous-cutanées chez les phthisiques avec le plus grand succès.
Nous nous souviendrons toujours d'une femme âgée de 40 ans, arrivée à la dernière période de la maladie, et dont les vomissements incessants, les accès de toux, l'insomnie, ne pouvaient être calmés que
par l'emploi de ces injections. Sous leur influence, la respiration de-
venait plus égale, moins pénible, les digestions même étaient moins
laborieuses, la figure perdait un peu de sa pâleur, la faiblesse était
moindre et la malade se sentait presque renaître. Cette femme avait
aussi des symptômes d'anémie cérébrale, et il est permis, dans tous
les cas, de se demander si l'opium a pu agir en vertu de sa propriété
congestionnante sur le cerveau, ou plutôt en vertu de cette action
tonique que Sydenham lui a reconnue et que M. Gubler a si souvent
utilisée dans sa pratique.

C'est ainsi que dans les maladies à forme adynamique, que dans
les cachexies, les affections cancéreuses s'accompagnant d'anémie
plus ou moins profonde, la morphine, — douée, comme l'a démontré
Cl. Bernard, d'une certaine propriété d'excitabilité dont on ne parait
pas, dit-il, assez s'être préoccupé dans la thérapeutique, — peut
contribuer pour sa grande part à relever les forces du malade.

Ainsi, M. Vibert rapporte qu'il fut appelé près d'une femme âgée
de 30 ans, arrivée à la dernière phase d'une phthisie pulmonaire :
large caverne au sommet du poumon gauche, cavernules à droite,

______

(1) Dans sa thèse inaugurale, M. Codrescu, en 1865, avait déjà insisté sur les bons
effets des *injections sous-cutanées dans les cas de vomissements, de diarrhée, et de
névralgies intercostales chez les phthisiques.*

toux continuelle, crachats muco-purulents, sueurs nocturnes, diarrhée rebelle, œdème dur, douloureux au membre inférieur gauche, œdème mou à droite; maigreur extrême, pâleur générale, inappétence, fièvre, pouls faible à 165 ou 170 pulsations, dyspnée considérable avec 66 et 68 respirations par minute, parole entrecoupée, haletante; pupilles dilatées. Tel était en résumé l'état grave de cette malade. On fait une injection de morphine et une heure après, on la trouve plus calme, avec la figure un peu empourprée, la parole facile; les respirations descendent de 68 à 53, à 42, puis les jours suivants à 32 sous l'influence des injections de morphine pratiquées régulièrement deux fois par jour.

M. A. Renault a cité des cas semblables : c'est ainsi que dans une phthisie pulmonaire compliquée de pneumonie, le nombre de respirations tomba de 50 à 23, dix minutes après une injection morphinée. Dans d'autres maladies caractérisées, soit par des accès de dyspnée, soit par une dyspnée continue, dans l'asthme, dans le pneumothorax, la pneumonie, etc., les mêmes effets sont invariablements produits.

Comment agit la morphine dans tous ces cas divers pour produire ainsi ce calme si rapide de la respiration? Nous pensons que son mode d'action est différent suivant la variété de dyspnée à laquelle elle s'adresse. Elle modère en effet la dyspnée, tantôt en provoquant une hyperémie des capillaires encéphaliques dans l'anémie cérébrale, tantôt par son influence légèrement paralysante sur les fibres musculaires de la vie organique dans certains asthmes spasmodiques, d'autrefois parce qu'elle diminue le besoin de respirer, ou parce qu'elle produit l'atonie des capillaires et, par conséquent, l'accroissement du conflit entre l'oxygène et les parois vasculaires (Gubler).

D'un autre côté, dans les maladies où la dyspnée ne joue qu'un rôle secondaire, dans les fièvres, les pneumonies où prédomine l'adynamie, dans la chlorose, dans les anémies marquées par des vertiges, des étourdissements, la pâleur de la face et des muqueuses, la diminution des forces, etc., l'administration de l'opium sous forme de teinture thébaïque (10 à 20 gouttes par jour) d'injections sous-cutanées (0,005 milligrammes à 1 où 2 centigrammes) a produit les meilleurs résultats entre les mains de M. le professeur Gubler, comme le prouvent les observations consignées dans la thèse récente de M. Louis Renault sur *l'Opium dans la médication tonique* (1).

(1) *Thèse inaugurale de Paris*, 1876.

Aussi, qu'on invoque une sorte d'action tonique ou les propriétés congestionnantes de l'opium, la phthisie est une des maladies
où la médication opiacée réussit avec le plus de rapidité. Tout dernièrement encore, notre ami et ancien collègue, le Dr Thaon, de Nice,
s'exprimait en ces termes à ce sujet (1):

« Une dame russe, atteinte de phthisie pulmonaire au dernier
degré, était en proie à la dyspnée la plus vive ; la face était légèrement cyanosée, le pouls fuyant sous le doigt; après une injection,
elle semblait renaître, elle se promenait dans la chambre. Elle a été
ainsi prolongée trois mois et elle a pu accomplir un voyage à Moscou,
où elle est morte au milieu des siens.

« Une autre phthisique, également d'origine russe, était sujette à
l'anesthésie rétinienne, à du délire; une injection faisait disparaître
tous ces phénomènes. — Les résultats sont pour moi si constants et
si frappants dans la phthisie avancée que je n'hésite pas à formuler
la proposition suivante, à savoir : que, lorsque chez un phthisique
on a épuisé toute la matière médicale, il reste encore quelque chose
à attendre de l'usage de la morphine...

« Est-il impossible de se rendre compte de l'action physiologique
de la morphine dans ces cas? Des démonstrations certaines, on en
demanderait inutilement; mais certains faits peuvent étayer une explication plus que probable. Mon ami, M. Malassez, à l'aide de son
compte-globules, a trouvé que le chiffre des globules sanguins, chez
les tuberculeux arrivés au 2e ou 3e degré pouvait s'abaisser jusqu'au
quart de l'état normal : c'est un état d'hypoglobulie effrayant, mais
cela ne dit pas tout : c'est la masse totale du sang qui diminue principalement chez les cachectiques, elle s'abaisse à un degré inouï.
Mes recherches d'anatomie pathologique m'ont permis de le constater
bien souvent et de le faire remarquer par ceux qui m'assistaient
dans mes autopsies : à l'ouverture d'un phthisique, il s'écoulait des
trois grandes cavitées viscérales à peine un peu de sang pour souiller
la table nécropsique. — Lorsque l'inanition commence le sang, ce
tissu véritable, ainsi que l'a défini Virchow, est le premier à être
mangé; il manque à tous nos organes, mais en particulier au cerveau,
dont les fonctions ont besoin, pour s'accomplir, d'une irritation très-
active. Rappelez-vous les expériences de Byasson et celles plus récentes de Mosso qui a, pour ainsi dire, pu mesurer l'ondée sanguine
nécessaire au cerveau qui fonctionne, qui élabore la pensée. Dé-
pourvu de son excitant naturel, le cerveau ne peut plus commander

____

(1) *Nice médical.* n° 1, page 24, sur *l'abus des injections de morphine ; leur efficacité dans la phthisie avancée.*

aux organes ; le régulateur, le frein de la machine est supprimé ; par suite, toutes les fonctions souffrent, le phthisique étouffe, devient cyanosé, son pouls est filiforme, ses pupilles se dilatent. — Vienne la morphine, aussitôt la circulation cérébrale est assurée. La morphine, on s'accorde à le dire, congestionne le cerveau : la congestion du cerveau chez un anémique amène tout juste la quantité de sang indispensable au fonctionnement régulier. Dès lors, la cyanose s'en va, la pupille se rétrécit, le pouls revient sous le doigt. »

Ainsi donc, comme on le voit, M. Thaon fait jouer un grand rôle à l'anémie cérébrale dans la dernière période de la tuberculose pulmonaire, et il explique comme nous les bons effets de l'opium par la congestion encéphalique que cette substance médicamenteuse est toujours capable de produire.

N'avons-nous pas la preuve de cette action toute particulière par les résultats obtenus dernièrement par M. Aug. Voisin dans le traitement de certaines formes de folie au moyen d'injections de morphine ? Cet observateur si sagace n'a obtenu aucun succès, il a même vu les accidents augmenter dans tous les cas où il y avait prédominance d'un état congestif ou inflammatoire du cerveau. D'un autre côté ne voyons-nous pas, d'après les observations et recherches récentes de Nusbaüm de Munich, de Cl. Bernard, que les effets de la chloroformisation et de la morphine se combinent pour produire un sommeil anesthésique plus long sans doute, mais moins dangereux, par suite de cette « hyperhémiation cérébrale morphinique tenant en échec l'anémiation due au chloroforme (1)? »

V.

Puisqu'il paraît bien démontré que l'anémie cérébrale joue un grand rôle pour la production d'accidents plus ou moins graves dans certaines affections du cœur, dans les anémies, dans la période cachectique des maladies, etc., nous sommes amené naturellement à dire quelques mots de son action dans les fièvres graves qui troublent si profondément la nutrition, et qui, à la période de convalescence, s'accompagnent d'un état d'anémie si considérable. De toutes ces fièvres, c'est la dothiénentérie qui donne lieu le plus souvent à ces syncopes qui emportent parfois subitement les malades. Or, nous pensons que le mécanisme de la mort subite n'est pas toujours le même.

Sans aucun doute, il est parfaitement démontré que l'altération

____

(1) Ch. James Campbell in *Mémoire sur l'anesthésie obstétricale*, p. 27, 1874.

de la fibre cardiaque joue un grand rôle, le principal rôle même dans la genèse de ces accidents formidables, et ce n'est pas nous qui voudrions mettre en échec une théorie que nos recherches et nos observations faites sur ce sujet avec notre affectionné maître, M. Desnos, ont peut-être un peu contribué à édifier. Mais il y a un fait qui nous a toujours frappé : c'est qu'à l'inverse de ce qui se passe dans la variole, par exemple, où la terminaison fatale survient dans le cours même de la maladie, sous l'influence bien certaine de lésions myocardiaques profondes, la mort subite arrive le plus souvent dans la fièvre typhoïde, pendant la convalescence, alors que les lésions des principaux organes tendent déjà à la réparation, et que l'anémie est arrivée à un degré plus ou moins considérable. C'est ce qui nous porte à penser que, dans cette pyrexie, le mécanisme de la mort subite ne peut se plier à une explication univoque. Sans aucun doute, la mort est due le plus souvent aux progrès de cette myocardite qui accompagne les maladies graves, et les autopsies nombreuses ainsi que l'observation clinique confirment cette manière de voir. Mais, dans d'autres exemples, si l'on a constaté pendant la vie les symptômes d'affaiblissement cardiaque, il n'est pas toujours prouvé qu'ils soient dus à une dégénérescence inflammatoire des fibres musculaires du cœur; ils peuvent tout aussi bien être mis sur le compte des troubles profonds qu'a subis la nutrition sous l'influence d'une maladie grave; et, dans tous les cas, si l'autopsie, si l'examen histologique du cœur, démontrent l'absence absolue de lésions myocardiaques, force est bien d'admettre une autre explication de la mort subite.

Or, nous trouvons dans un mémoire récent de M. Bussard (1) la relation de cinq observations, dont deux appartenant à M. Laveran, où la mort subite est survenue sans qu'on eût pu constater la moindre altération du cœur à l'autopsie. Sans aucun doute, nous sommes très-éloigné d'accepter l'explication trop ingénieuse de M. Dieulafoy par laquelle la mort serait due à une action réflexe ayant son point de départ dans les ulcérations ou cicatrices intestinales de la fièvre typhoïde. Mais nous pensons qu'il s'agit, dans tous les cas où l'altération du muscle cardiaque ne peut pas être mise en cause, d'une anémie cérébrale qui s'affirme, surtout chez les convalescents d'une fièvre typhoïde, par des vertiges, des bourdonnements d'oreilles, par des tendances aux lipothymies, à la syncope, par la difficulté de la station debout. Ainsi qu'on l'a fait du reste remarquer avec raison, le malade épuisé, anémié par une longue ma-

<hr>

(1) *Recueil de mémoires de médecine, de chirurgie et de pharmacie militaires,* septembre-octobre 1876, p. 428-448.

ladie, est tout à fait dans des conditions comparables à celles que présentent les animaux soumis à l'inanition par Chossat et Cl. Bernard; et une remarque importante à faire, c'est que l'accident survient surtout sous l'influence d'un changement d'attitude, du passage rapide du décubitus horizontal à la position verticale, et aussi à l'occasion d'un mouvement brusque, d'une émotion morale un peu vive, lorsque le convalescent s'asseoit sur son lit ou se lève pour marcher. Déjà M. Laveran avait exprimé cette idée, lorsqu'il disait dans son excellente revue critique publiée dans les *Archives de médecine* en 1871 (1) : « La mort subite qui enlève trop souvent les convalescents dans la fièvre typhoïde, est tout à fait comparable à celle qui survient quelquefois chez les anémiques et les leucocythémiques ; à la fin de la fièvre typhoïde, les malades ne sont-ils pas anémiques et leucocythémiques ? »

Nous pourrions ajouter aussi, en nous appuyant sur les recherches de Popoff, de Saint-Pétersbourg (2), que le tissu cérébral subit dans la dothiénentérie quelques altérations caractérisées par l'infiltration de petits éléments cellulaires ressemblant aux corpuscules lymphoïdes ou aux granulations de la névroglie, par la segmentation ou même la prolifération avancée du noyau de la cellule nerveuse, et aussi la segmentation du protoplasma. Aussi, peut-on à bon droit, avec M. Bussard, invoquer ces altérations histologiques de la substance cérébrale pour expliquer la facilité avec laquelle l'encéphale suspend subitement ses fonctions sous l'influence d'une cause incapable, en toute autre circonstance, de produire pareil effet : « Les modifications que l'on constate, au moment de l'accident, dans la circulation de la face, peuvent bien autoriser à penser qu'un trouble semblable existe dans la circulation de l'encéphale et du bulbe ; or, une anémie subite du bulbe ne peut-elle pas amener, au point d'origine des pneumogastriques, une modification dans leur fonctionnement capable de produire l'arrêt du cœur, comme le fait s'observe quand on soumet le bulbe à un courant énergique? »

Quoi qu'il en soit, l'anémie doit jouer un rôle important dans la production des morts subites à la fin de la fièvre thyphoïde, et, comme l'a parfaitement fait remarquer notre savant ami, M. Hayem, elle peut être regardée comme une cause prédisposante de syncope, sur un cœur déjà dégénéré ou affaibli (3).

Les considérations précédentes peuvent encore s'appuyer sur les

---

(1) *Des dégénérescences qui se produisent dans les maladies aiguës et de leurs conséquences au point de vue clinique.* (*Archiv. de méd.* 1871.)

(2) *Arch. f. anat. und phys.*, t. LXIII (Revue de Hayem, t. VI, p. 460).

(3) Hayem. — *Leçons cliniques sur les manifestations cardiaques de la fièvre typhoïde* (*Progrès méd.* 1875.)

observations très-intéressantes que notre ami M. Langlet, élève de M. Gubler, a notées dans sa thèse inaugurale au sujet de l'influence exercée, chez certains convalescents de fièvre typhoïde, sur les troubles de l'innervation cardiaque par la veille et le sommeil, les intermittences du cœur augmentant à l'état de veille et diminuant au contraire de fréquence et d'intensité lorsque le sommeil était calme et prolongé. Atteint par une dénutrition profonde, le système nerveux soumis à un état de repos peut ainsi réparer ses pertes, puisque la somme de travail à exécuter est moindre, et que n'ayant plus à transmettre d'impressions sensitives ou d'ordres moteurs, il n'a plus qu'à diriger la respiration, la circulation et avec elle les actes nutritifs (1). On peut ajouter aussi que le sommeil physiologique, ou provoqué par la congestion qu'il détermine dans l'encéphale, combat avantageusement l'état de d'ischémie dont il se trouve atteint.

Si nous avons tant insisté sur tous ces faits, c'est que nous pensons que l'administration des opiacés, que les injections de morphine doivent être indiquées dans tous les cas où, pendant la convalescence d'une fièvre typhoïde, les symptômes d'anémie générale, et surtout d'ischémie cérébrale (vertiges, étourdissements, lipothymies, syncopes, etc.), peuvent faire, à bon droit, craindre l'imminence d'une syncope-mortelle. On pourra donc la prévenir, comme dans l'insuffisance aortique, par un traitement préventif.

VI.

Pour nous résumer, nous dirons que :

1° L'opium est le meilleur médicament *eupnéique* que nous possédions, et qu'à cet égard, il doit etre employé dans toutes les maladies où le symptôme dyspnée prédomine, dans l'asthme essentiel ou symptomatique, etc.

2° L'opium est doué d'une action *tonique* reconnue par Sydenham, et qui peut être utilisée dans le traitement des affections adynamiques, cachectiques ou anémiques.

3° Par suite de ses propriétés *hyperhémiantes* sur les centres nerveux et en particulier sur le cerveau, l'opium doit être employé dans tous les cas où les accidents d'ischémie cérébrale, dans certaines maladies du cœur (rétrécissement et insuffisance aortique), dans la convalescence de certaines pyrexies (fièvre typhoïde), dans les anémies graves (surtout dans les anémies post-hémorrhagiques),

(1) Langlet, *loc. cit*

peuvent faire craindre l'imminence d'une mort subite. La médication opiacée pourra dans ces cas être mise en usage, à titre de médication préventive.

4° Il faut donner la préférence aux préparations morphinées, et *surtout à l'injection sous-cutanée de morphine*, notre expérience sur ce point de thérapeutique nous ayant amplement démontré : d'une part, que les doses massives de ce médicament sont seules capables de réussir, d'une autre part, que la morphine injectée dans le tissu cellulaire est douée d'une action non-seulement plus rapide, mais aussi un peu différente de celle qu'elle possède lorsqu'elle est introduite par la voie stomacale.

5° Les doses massives sont bien mieux supportées dans tous les cas précités, raison pour laquelle elles doivent être employées sans crainte. Car si l'on a pu dire que le meilleur contre-poison de l'opium est la douleur, de même on peut ajouter que l'anémie cérébrale est, pour ainsi dire, en antagonisme avec l'action hyperhémiante de la morphine (1).

(1) Nous ferons remarquer que nos conclusions sont en grande partie différentes de celles qu'un auteur anglais a émises sur le même sujet, dans un travail qui a pour titre : *On the Hypodermic use of Morphia in Diseases of the Heart and Great vessels*, par Cliffort Albutt, in *the Practitioner*, t. III, p. 342 (cité par Fonssagrives dans son article MORPHINE du *Dict. encyc. des sc. méd.*, t. IX, 2° série, p. 512). « C'est une chose étonnante, dit l'auteur de cette méthode, que de voir le peu d'influence qu'a eue la morphine dans ces cas sur l'état du cerveau. Il m'a semblé que dans l'état d'anémie cérébrale qui accompagne certaines maladies du cœur, les effets étaient moins avantageux que dans l'état de turgescence vasculaire du cerveau. C'est ainsi que dans les cas de régurgitation mitrale où la tête est gorgée de sang veineux, et où une lutte semble s'établir entre la maladie organique et la stupeur cérébrale, la morphine développe la plus grande source d'avantages en calmant le cœur et permettant aux sinus cérébraux de se vider plus aisément. Je ne me rappelle pas un cas où la morphine ait, dans ces circonstances, produit le moindre inconvénient. Sous son influence, la face devient moins turgide et prend une expression plus calme, la circulation se régularise, les poumons se décongestionnent, et la dyspnée cardiaque accuse une amélioration réelle. »

Sans aucun doute ces effets qui, au premier abord, paraissent contradictoires, peuvent être produits, et nous ne serions pas étonné que l'opium pût également agir dans les cas de stase veineuse, en régularisant, en activant pour ainsi dire une circulation languissante, en imprimant aux capillaires engorgés une tonicité plus grande, en substituant une congestion *active* à la congestion *passive*. Ces faits, nous le répétons, ne diminuent en rien la valeur des observations que nous avons citées, pas plus qu'ils ne peuvent infirmer l'action congestionnante de l'opium sur les centres nerveux, dans les cas d'anémie cérébrale.   H. H.

Clichy. — Imprimerie Paul Dupont, rue du Bac-d'Asnières, 12. (192, 3-7.)

Clichy. — Imprimerie PAUL DUPONT, rue du Bac-d'Asnières, 12.

www.ingramcontent.com/pod-product-compliance
Ingram Content Group UK Ltd.
Pitfield, Milton Keynes, MK11 3LW, UK
UKHW021709090726
13657UKWH00005B/2139